DE L'HOMOEOPATHIE

MÉMOIRE JUSTIFICATIF

PRÉSENTÉ

PAR LE Dr WIÉSECKÉ

A MM.

LES MEMBRES DE LA COUR ROYALE.

PARIS,

CHEZ GUSTAVE REMMELMANN,

LIBRAIRIE FRANÇAISE, ALLEMANDE ET ANGLAISE,

16, rue Vivienne.

1838

IMPRIMERIE DE BOURGOGNE ET MARTINET,
RUE JACOB, 30.

DE
L'HOMOEOPATHIE

MÉMOIRE JUSTIFICATIF

PRÉSENTÉ

PAR LE Dr WIÉSECKÉ

A MM.

LES MEMBRES DE LA COUR ROYALE.

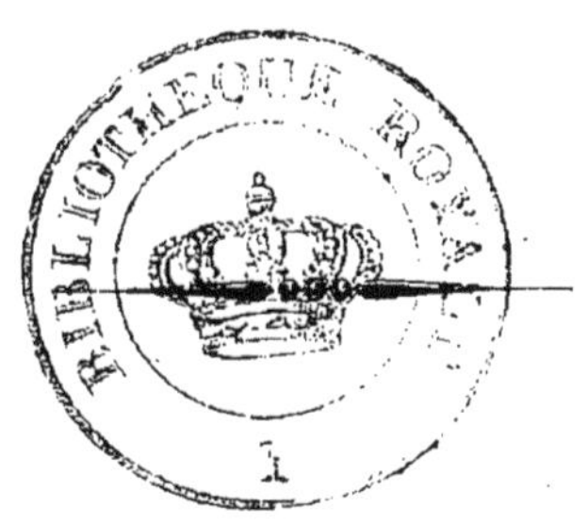

PARIS,
CHEZ GUSTAVE REMMELMANN,
LIBRAIRIE FRANÇAISE, ALLEMANDE ET ANGLAISE,
16, rue Vivienne.

1838

DE

L'HOMOEOPATHIE.

DE
L'HOMOEOPATHIE.

Mémoire justificatif présenté par le docteur WIESECKE *à Messieurs les membres de la Cour royale.*

OBSERVATIONS PRÉLIMINAIRES.

Avant d'entrer dans tous les détails dont se composera nécessairement ma justification, qu'il me soit permis de faire observer au tribunal la haute importance de la question qui lui est soumise.

Messieurs, j'ose affirmer que jamais cause aussi digne d'exciter l'attention publique ne s'est présentée à vous. Je ne plaide pas dans mon intérêt personnel : là où l'on menace d'enlever un secours puissant aux malades, aux infirmes, l'individu s'efface devant l'humanité. En effet, messieurs, de quoi s'agit-il ici? d'un jugement qui sera un arrêt de vie ou de mort pour l'homœopathie, suivant qu'il va lui enlever ou lui accorder le moyen sans lequel elle ne saurait être exercée avec succès, et pour le salut de ceux qui y ont recours. Or, ce moyen pour l'homœopathie est précisément, comme je le démontrerai plus tard, l'emploi des remèdes préparés et délivrés par le médecin homœopathe lui-même. Si la sentence que vous allez prononcer déclare qu'il y a là un délit, vous frapperez dans la personne du médecin accusé non seulement l'individu, mais encore, et d'une manière bien plus grave, l'homœopathie elle-même; vous la blesserez à mort. Or, messieurs, vous savez que l'homœopathie est une doctrine nouvelle; elle a pour but d'enseigner la véritable loi suivant laquelle se guérissent les maladies qui jusqu'à présent ont décimé la race humaine, et de substituer enfin la vérité claire et simple aux erreurs funestes consacrées depuis vingt siècles par les diverses écoles médicales. Cette loi ne fût-elle même qu'une illusion, vous reconnaîtrez toutefois que notre but est assez noble pour mériter à ceux qui le poursuivent des encouragements, plutôt que les obstacles qu'on crée

sur leur chemin ; car ce serait déjà avancer de
beaucoup le triomphe de la vérité, que de
prendre à tâche de montrer tout ce que les
procédés usités dans la médecine ont d'erroné
et de fâcheux pour les malades. Mais que serait-ce si, comme je me propose de le prouver
par cet écrit, la loi de l'homœopathie, loin
d'être illusoire, était une loi réelle de la
nature, et découverte par un de ces gé-
nies qui n'ont jamais manqué à l'humanité
quand elle a eu besoin de leurs bienfaits ? Et
n'allez pas croire que l'existence d'une telle
loi soit une chimère. Non, messieurs ; dans
un monde où chaque créature, si chétive
qu'elle soit, ou chaque brin d'herbe a ses
conditions d'existence bien déterminées, où
l'atome imperceptible suit sa loi, comme le
globe auquel il est enchaîné suit la sienne,
gardons-nous de croire au chaos, sous quelque forme qu'il se déguise, et avouons plutôt
que l'ordre qui est partout dans l'univers se
retrouve même dans les maux qui nous affligent. La doctrine homœopathique peut donc
réclamer à juste titre le beau nom de science
religieuse, puisqu'elle tend à prouver par le
fait que la providence divine et la sollicitude

qu'elle porte à l'espèce humaine ne se sont pas démenties jusque dans les fléaux qui l'accablent. Mais ce n'est là encore qu'un mérite accessoire de la doctrine homœopathique; son caractère essentiel et principal est celui d'une science vraiment positive, qui rejette toute supposition gratuite, et qui, pour constater la vérité de ce qu'elle enseigne, ne s'appuie que sur des faits. L'homœopathie, je le puis dire hardiment, est aux doctrines médicales produites jusqu'ici, ce que le vrai système du monde, découvert par Copernic, et la loi de la gravitation démontrée par l'immortel Newton, sont aux rêves extravagants des astronomes et physiciens qui les ont précédés; de même que les découvertes faites par ces grands hommes, elle apporte l'ordre et la lumière là où, jusqu'à présent, il n'y a eu que confusion et ténèbres. Voilà comment s'annonce l'homœopathie; et pour tenir sa promesse, que demande-t-elle? Rien que la liberté d'être exercée par ceux qui la professent.

Chose étrange, qu'au xixe siècle un tribunal, dont les membres n'ont certainement pas pour mission d'examiner et de juger les questions scientifiques, va néanmoins prononcer sur l'une des plus importantes qui aient encore été soulevées. Grâce aux lumières de notre siècle, messieurs, plus sages que ces prêtres qui, dans des circonstances analogues, condamnèrent Galilée pour une opinion astronomique généralement reçue depuis; plus sages que le tribunal de l'inquisition romaine, vous rendrez à la vérité, en prononçant un verdict d'acquittement, le service qu'elle attend de votre haute impartialité, service dont la postérité vous tiendra compte, parce qu'il laissera à la discussion scientifique, à l'expérience et au temps seul le soin de réfuter ou de faire triompher la doctrine au nom de laquelle je parais devant vous.

Pour vous faire mieux sentir encore toute l'importance de cette question, je vais essayer de vous présenter, dans un langage clair pour tout le monde, un tableau abrégé de ce qui distingue les deux écoles médicales; ce sera une ébauche rapide à la vérité, mais que je vous prie de lire avec toute l'attention que mérite la gravité du sujet.

EXPOSITION MÉDICALE.

Les médecins appartenant à l'école ancienne nommée allopathique, ont de tout
temps été d'accord sur ce point, que pour
pouvoir guérir une maladie avec connaissance
de cause, il fallait connaître ce que dans chaque cas il y avait d'anormal, c'est-à-dire d'ir-
régulier, qui devait être éloigné pour amener
la guérison.

Ayant appris par l'anatomie comment se
trouvaient les organes du corps humain dans
l'état normal, et remarqué différentes altérations de ces organes chez les hommes morts
de maladie, ils crurent devoir supposer le
même état anormal dans les organes des hommes vivants, et le regarder comme la cause
des affections auxquelles les personnes dont
ils avaient examiné les corps avaient suc-
combé.

Afin de pouvoir ramener chaque maladie
particulière à l'une de ces prétendues causes
morbifiques découvertes de la manière que
nous venons d'indiquer, ils cherchèrent à
donner un nom spécial à chaque affection,

en prétendant la reconnaître à certains symptômes qu'ils avaient déterminés.

A cet effet, ils s'efforcèrent d'apporter une sorte d'unité et d'ordre dans l'immensité des maladies qui affligent l'espèce humaine en les distribuant en différentes classes principales, et en imaginant dans chacune de ces classes des subdivisions subdivisées à leur tour; de sorte que chaque section reçut ses maladies particulières, et chaque maladie son nom à part.

Bien que les maladies de l'homme, par suite des modifications que leur fait subir la diversité des organismes, se ressemblent si peu, qu'à peu d'exceptions près chaque affection individuelle doit être regardée comme un cas nouveau n'ayant point encore eu lieu, chaque espèce de maladie cependant dut se conformer à l'exigence de ce système hardi, c'est-à-dire rentrer forcément dans une des classes qu'on avait imaginées, et se laisser baptiser d'un des noms inventés.

Etant ainsi parvenus à trouver un nom à chaque maladie, et ayant découvert par l'anatomie les abnormités ou altérations qu'ils croyaient être les véritables causes morbifiques et devoir se rapporter nécessairement à une de ces maladies dont ils avaient défini plus ou moins arbitrairement le caractère, ils prétendirent faire connaître toutes les causes d'une maladie donnée.

Ils avancèrent, par exemple, que la cause et l'essence de l'épilepsie consistaient ou dans la grosseur démesurée du crâne, ou dans les exostoses intérieures, ou dans l'ossification des méninges, ou dans une mollesse ou compacité excessive du cerveau, ou dans l'hydropisie de ses ventricules, etc., et ils tâchèrent de se décider pour une ou plusieurs de ces prétendues causes, et de les éloigner par l'emploi de remèdes, afin de rétablir l'état normal.

Dans les maladies où la dissection avait fait découvrir une quantité si prodigieuse d'abnormités diverses ou de prétendues causes morbifiques, que le choix devenait impossible, et que l'on se perdait dans un labyrinthe inextricable, en voulant démêler ces complications sans fin d'une foule d'anomalies, on se contenta d'inventer une hypothèse tant soit peu vraisemblable et de suppléer à la réalité en créant quelque chimère gratuite, qu'on pouvait, en la rendant plausible, faire passer pour la cause ou l'essence propre de la maladie, et à laquelle on donnait le nom superbe de *prima causa morbi.*

On enseigna, de plus, relativement à ces causes morbifiques, et l'on enseigne encore l'absurdité presque incroyable que ces causes sont en même temps l'essence de la maladie, c'est-à-dire la maladie elle-même, bien que le plus simple bon sens doive apprendre à chacun que la cause d'une chose quelconque ne saurait jamais être la chose elle-même.

Voilà la manière de procéder de l'ancienne école; voici la critique qu'en fait l'homœopathie.

Elle prétend :

Que les abnormités ou altérations des organes, qu'on découvre dans les corps morts, ne peuvent être que des produits des maladies, et qu'étant des produits, elles ne sauraient être en même temps des causes, comme l'ancienne école l'a supposé à tort.

Que l'existence, dans l'organisme vivant, des abnormités trouvées dans des cadavres ne peut être, je ne dirai pas rigoureusement prouvée, mais pas même supposée avec une apparence de raison, parce que le cadavre est un corps tout-à-fait différent de l'organisme vivant, vu que la vie, qui est le principe conservateur, s'étant échappée, des altérations doivent survenir qui ne sauraient avoir lieu pendant la vie ; parce que ces altérations ou abnormités suffisent pour éteindre la vie, d'où il suit qu'elles ne peuvent subsister en même temps que la vie ; car ce serait une contradiction manifeste avec la règle qui veut que les mêmes causes produisent les mêmes effets.

Si, comme nous venons de le prouver, il est impossible d'admettre dans les maladies des abnormités pareilles à celles que la dissection nous découvre dans des cadavres, et que néanmoins on traite les maladies comme si ces abnormités subsistaient, il s'ensuit nécessairement que les remèdes qu'on administre, et dont l'effet sur l'organisme de l'homme est invariable, doivent être nuisibles, puisqu'ils agissent sur un état tout-à-fait différent de celui qu'on avait supposé.

Mais il y a plus ; on peut soutenir que, y eût-il même moyen de constater à l'égard du corps vivant les altérations organiques qu'on découvre dans les cadavres, il serait néanmoins impossible de classer les maladies d'après le système des allopathes, par la simple raison qu'il ne peut y avoir aucun cas de maladie parfaitement égal à un autre ; car toute maladie n'étant qu'un effet, il faudrait, pour qu'il y eût deux cas absolument égaux, que les mêmes causes eussent agi sur deux organisations absolument égales, réunissant les mêmes conditions d'âge, de sexe, de tempérament, de caractère, de genre de vie, et placées dans les mêmes circonstances sous le rapport des lieux, du temps, enfin de tout ce qui tend à modifier plus ou moins l'action d'une cause donnée sur l'organisation humaine ; en un mot, il faudrait que cette rencontre fortuite d'une foule de circonstances particulières, dont le concours est nécessaire à la production de chaque cas de maladie en général, et de tous les symptômes qui l'accompagnent en particulier, se répétât deux fois, ce qui ne saurait être admis sans témérité, vu que les choses dans ce monde sont si variées qu'il est même impossible de trouver deux feuilles d'arbre absolument égales l'une à l'autre. Et en effet, il n'y a jamais eu et il n'y aura jamais de médecin tant soit peu observateur qui, sur deux individus affectés, au dire de l'École, de la même maladie, ne puisse découvrir des symptômes différents, qui, comme signes d'effets non identiques, obligent à supposer aussi des causes non identiques ; même le petit nombre de maladies semblables que l'on connaît, comme la syphilis, le psora, ont des symptômes différents, suivant les diverses causes qui les produisent et la modification que la diversité infinie des organisations leur fait subir. Cela explique pourquoi elles ne se guérissent pas par le même remède toutes les fois qu'elles se présentent, bien que l'empirisme ait trouvé des spécifiques qui opèrent la guérison dans certains cas, guérison qui, toutefois, comme nous le verrons par la suite, ne peut avoir lieu qu'autant que ces remèdes agissent homœopathiquement.

Mais quand même on voudrait admettre l'impossible, savoir, que la classification et la dénomination des maladies inventées par l'ancienne École fussent justes, et que les abnormités qu'on trouve après la mort existassent effectivement chez les individus en vie,

le nombre des causes probables dans chaque
cas spécial serait toutefois si grand, qu'il
serait encore absolument impossible de se
décider avec sûreté plutôt pour l'une que
pour l'autre de ces causes diverses, et d'y ba-
ser un traitement efficace; et si l'on voulait
passer encore sur cette difficulté, de quelle
manière voudrait-on faire disparaître les abnormités qu'on suppose dans l'individu vivant, puisque pour cela il faudrait détruire
encore les véritables causes de ces causes sup-
posées; car n'est-il pas clair que sans cela ces
dernières se reproduiraient toujours?

On voit qu'un homme de bon sens n'a pas
besoin d'être médecin pour comprendre sur
quelles suppositions gratuites repose le système de l'allopathie; système d'autant plus
funeste qu'il égare ses partisans au point que
souvent, dans leurs consultations, ils donnent
chacun un nom différent au même cas de maladie, le jugent de la manière la plus contra-
dictoire, et suivent des méthodes tout-à-fait
opposées, bien qu'il ne puisse y en avoir
dans chaque cas qu'une seule de vraiment
salutaire.

Ce qui précède suffit pour convaincre le

lecteur que l'espèce humaine doit se féliciter de ce qu'une nouvelle doctrine entreprend de renverser cet amas prodigieux d'erreurs et de propositions hypothétiques, connu sous le nom d'*allopathie*. L'exposition suivante fera voir qu'à la place de ce système incertain et confus, l'homœopathie en met un autre plus certain et surtout beaucoup plus rationnel.

Ce système exige d'un médecin :

1° Qu'il comprenne ce qu'il faut guérir dans chaque cas spécial ;

2° Qu'il connaisse les effets que produit sur l'organisation humaine chaque médicament ;

3° Qu'il sache choisir les remèdes convenables à chaque cas spécial, les administrer dans les doses nécessaires, et fixer les heures d'intervalle auxquelles on doit les réitérer, le tout d'après des principes clairs et bien établis, de manière que la guérison s'ensuive nécessairement ;

4° Qu'il sache reconnaître et écarter les obstacles qui peuvent s'opposer à la guérison.

Ce qui constitue la maladie, d'après la doctrine homœopathique, c'est l'altération intérieure de l'organisme et l'ensemble des

symptômes; mais cette doctrine ne tient
compte que de ces derniers, vu que les chan-
gements intérieurs de l'organisme échappent
au regard le plus pénétrant.

Ce n'est pas que les homœopathes nient
que, dans les maladies, les organes intérieurs
doivent s'altérer plus ou moins, mais ils savent qu'avec toute notre pénétration et tout
notre savoir, nous ne pouvons former là-des-
sus que de vagues conjectures, et c'est pourquoi les homœopathes croiraient manquer à
leur devoir s'ils soumettaient leurs malades
à un traitement qui n'est appuyé que sur des
suppositions incertaines et trompeuses, et
qui, comme telles, peuvent compromettre la
vie. Rejetant ainsi la recherche des causes
fictives (l'altération des organes intérieurs),
l'homœopathie veut que le médecin porte
toute son attention sur l'ensemble des symptômes qui s'aperçoivent à l'aide des sens au
corps et à l'âme, c'est-à-dire sur tout ce qui
distingue d'une manière sensible le malade
de l'homme sain, et qui est ou ressenti par le
malade lui-même, ou observé par ceux qui
l'entourent, ou seulement aperçu par le regard scrutateur du médecin. Il est bien en-

tendu qu'avec cela le médecin ne doit pas non plus négliger les causes occasionnelles et pré-disposantes , telles que les influences des miasmes et des différents virus, la variation du temps , l'origine, l'âge, le sexe, le tempé-rament , la constitution ,· les habitudes de l'individu.... Mais outre ces causes secondai-res, l'ensemble des symptômes est la seule chose qui puisse déterminer le médecin ho-mœopathe dans le choix de ses remèdes.

Faire disparaître les symptômes, voilà le seul but que se propose l'homœopathe, et dès que ce but est atteint, il faut que la santé se trouve rétablie, vu que les symptômes sont les seuls signes par lesquels se distingue la maladie de la santé, et que ces signes se liant d'une manière intime à l'altération ca-chée de l'organisme intérieur, cette altération doit disparaître avec eux, bien qu'il soit impossible de préciser en quoi elle consiste.

Après avoir considéré les deux doctrines sous le point de vue de leurs procédés, allons au fond de la question, et mettons en présence l'un de l'autre les deux principes opposés qui leur servent de point de départ. Ils sont d'une importance d'autant plus grande que tous les préceptes ultérieurs en découlent comme de leur source naturelle, et doivent devenir bienfaisants ou funestes suivant que le principe générateur renferme une vérité ou une erreur.

L'école allopathique enseigne et suit le principe *contraria contrariis curantur*, c'est-à-dire guérit par les contraires; l'école homœopathique suit le principe *similia similibus curantur*, c'est-à-dire guérit par les semblables. Voyons maintenant lequel des deux principes mérite la préférence.

La manière la plus ancienne de traiter les maladies n'étant qu'un grossier empirisme, les hommes des temps barbares ne connurent d'autres remèdes que ceux dont l'efficacité leur avait été révélée par le hasard, et qu'ensuite ils employèrent, sur la foi de leur première expérience, toutes les fois qu'il se présentait des cas semblables. Cela continua jusqu'à ce que l'on reconnut que, pour mettre une espèce d'ordre dans ces expériences incohérentes et grossières, il fallait les rattacher à un principe. Dès qu'on sentit cette nécessité, on prit celui qui se présenta le premier et comme de lui-même

2

à l'esprit parce qu'il paraissait être le plus simple.

De cette manière s'établit l'axiome *contraria contrariis curantur*, axiome accrédité surtout par Galien, et enseigné, maintenu et suivi encore aujourd'hui par l'école dominante. Depuis les temps de Galien jusqu'à nos jours, tous les faiseurs et amplificateurs de systèmes ont bâti et rebâti sur cette base, et c'est à elle que, malgré la diversité de leurs matériaux, tous, sans exception, ont rattaché les fils, tantôt plus, tantôt moins grossiers de leurs tissus systématiques pour les étaler devant la foule ébahie. Certes nous n'avons pas besoin de combattre un à un tous les systèmes ainsi échafaudés; attaquons le principe *contraria contrariis curantur*, qui résume tous les mystères et toute la sagesse de l'allopathie, et une fois ce faux axiome renversé, le reste ne tardera pas à s'écrouler.

Contrarium, en langage allopathique, veut dire médicament qui produit des symptômes diamétralement opposés à ceux de la maladie ; par exemple, quand on a le dévoiement, le contrarium est ce qui produit une constipation ; *et vice versâ*, en cas de constipation, le contrarium est ce qui provoque un dévoiement. De là, il faut nécessairement conclure que, pour se conformer aux principes de l'école dominante, il faudrait, avant d'entreprendre de traiter une maladie, se faire une notion bien nette et bien précise du contraire de cette maladie; or, si nous exceptons la *métrorrhagie* et l'*aménorrhée*, le dévoiement et la constipation, l'incontinence et la rétention d'urine, la léthargie et l'insomnie, la brûlure et la congélation d'un membre, nous défions l'allopathe doué de l'imagination la plus féconde et la plus hardie, de nous dire les contraires de toutes les autres maladies. Quelles seront, par exemple, ses idées sur le contraire de la fièvre en général, et spécialement des fièvres intermittentes, nerveuses, ou inflammatoires ? Quelle image peut-il se faire des contraires des angines et des congestions si prodigieusement variées ? Quels sont les contraires des diverses apoplexies, des phthisies, des asthmes, des glaires, des catarrhes, des blennorrhées, des gastrites, des crampes, des coliques, des dysenteries, des exanthèmes, de la goutte, des rhumatismes, des névralgies, de la pierre, des scrofules, de l'hydropisie, de la paralysie, des maladies mentales?

On se demandera peut-être comment un principe semblable a pu être érigé en axiome et suivi comme règle infaillible pendant vingt siècles? Voici le mot de ce qui sera une énigme pour tout lecteur non initié aux mystères de la médecine allopathique. Quand on avait de ces maladies à combattre, dont on connaissait les contraires, l'application du principe devenait facile; on combattait les effets sans se soucier beaucoup des causes morbifiques; par exemple, le malade avait-il une constipation, on lui donnait un purgatif; était-il affligé d'une insomnie, on lui administrait un soporifique, etc., etc.; mais un malade souffrait-il d'un de ces maux sans nombre dont il est impossible de trouver les contraires, on laissait de côté les effets, et l'on s'attaquait directement aux causes, en raisonnant à peu près de la manière qui suit : telle maladie disait-on, ne peut évidemment provenir que d'une surabondance d'acides ; donc, rien de plus simple que d'employer pour contraire l'alcali; ou bien, nous avons trouvé qu'elle vient d'un défaut d'acides, donc il est naturel de suppléer à ce défaut en administrant des acides. Telle autre maladie consistait, au dire de l'école, dans une tendance prononcée aux spasmes ; il fallait donc administrer pour contraires des médicaments réputés antispasmodiques ; ou bien on la faisait provenir du défaut de contractilité, et on employait comme contraire un remède auquel on supposait une vertu contractive.

De cette manière, la maladie et l'efficacité des remèdes qu'on prescrivait restaient toujours dans le domaine de l'hypothèse ; si parfois dans ce déplorable jeu avec la santé des hommes on parvenait à obtenir une guérison, il faut l'attribuer au hasard, ou bien à un de ces succès rares qu'obtient le simple empirisme. C'est ainsi que, se conduisant d'après ce que leur avait enseigné l'expérience, les médecins ont employé la vaccine comme le contraire de la variole, le quinquina comme le contraire de la fièvre intermittente, le mercure comme le contraire de la syphilis, le soufre comme celui de la gale, quoique ces remèdes soient précisément l'opposé du contraire ; c'est-à-dire qu'administrés à un homme

sain, ils engendrent un mal tout-à-fait semblable à celui qu'ils ont la propriété de guérir.
Il s'ensuit que les résultats favorables obte-
nus dans quelques circonstances par les médecins de l'ancienne école, l'ont été en dépit
de leur principe, preuve incontestable que
tout autre principe et tout autre système les
auraient servis aussi bien que le leur. Quant
au petit nombre de maladies dont on conçoit
les contraires, et dans lesquelles il est par
conséquent possible de se conformer au principe adopté, des expériences mille fois répétées prouvent que l'emploi des remèdes
contraires ne peut tout au plus que pallier
le mal, jamais opérer une guérison véritable.

Un homme de génie a prouvé victorieuse-
ment la fausseté de ce système, et il en a fondé
un autre qui se trouve en harmonie parfaite
avec l'expérience et la logique; mais on ne
l'écoute pas, et l'on se renferme à son égard
dans un silence dédaigneux; et cela n'est point
étonnant: car, confesser son ignorance devant le monde, avouer tout haut que tout ce
qu'on a donné pour vérité n'était qu'erreur
et illusion, ne serait-ce pas perdre d'un seul

coup, et son crédit péniblement acquis et tous les avantages qui s'y rattachent?

On a vu par tout ce qui précède à quels efforts pénibles est condamnée cette école égoïste pour faire goûter les erreurs qu'elle veut maintenir, tandis qu'il suffirait d'écouter l'inspiration seule du bon sens pour reconnaître les lois simples et immuables de la nature, dont on ne saurait assez admirer l'harmonie sublime, et pour apprendre non seulement de quelle manière les diverses puissances qu'elle récèle agissent les unes sur les autres, mais encore qu'il suffit à l'homme de l'imiter pour adapter à son but les moyens qu'elle lui offre.

Aussi est-ce la voie seule de l'observation qui a conduit Hahnemann à la découverte de la véritable loi de guérison. Doué d'un jugement droit et d'un esprit exempt de tout préjugé, il reconnut bientôt le néant de toutes les théories de l'ancienne école, théories démenties chaque jour par l'expérience, et qui le remplissaient d'un tel dégoût, que déjà avancé en âge, il céda à sa conviction : abandonnant une nombreuse clientelle, il ne s'occupa plus que de la traduction d'anciens li-

vres. Parmi ces ouvrages , il s'en trouvait un
contenant une description complète de tous
les symptômes qui accompagnent les empoi-
sonnements au moyen du *quinquina.* Il reconnut à sa grande surprise que ces symptômes
étaient absolument les mêmes que ceux qu'on
observait journellement dans les fièvres intermittentes. Frappé de ce que le quinquina
pouvait produire chez les sujets bien portants la même affection qu'elle guérit chez
les personnes malades, et se rappelant que
plusieurs grands hommes avant lui, tel que
Haller par exemple, avaient déjà eu l'idée
que des médicaments produisant les mêmes
symptômes que certaines maladies pourraient
les guérir, il résolut de faire des expériences
dans ce sens.

Il commença, en conséquence, par s'administrer à lui-même le quinquina, et à noter
toutes les impressions qu'il en éprouva. Il reconnut tout d'abord des phénomènes et des
symptômes que personne avant lui n'avait
soupçonnés. Il l'administra dès lors à plusieurs
autres personnes bien portantes, de sexe, d'âge,
de constitution et de caractères différents, chez
lesquelles il découvrit beaucoup de symptômes

semblables à ceux qu'il avait éprouvés, d'autres qui en approchaient seulement, et d'autres qu'il n'avait pas ressentis du tout, et qu'il ne pouvait attribuer qu'à la différence d'âge, de constitution, etc., bien que ces symptômes ne pussent être que le résultat du même médicament.

Il continua ses expériences, et employa le quinquina dans des maladies dont les symptômes ressemblaient aux effets qu'il avait reconnus au médicament, et il reconnut que la guérison s'opérait d'autant plus rapidement et plus radicalement, que la similitude de l'ensemble des symptômes de la maladie était plus grande avec ceux du remède. Transporté de joie de sa découverte, il résolut de faire de semblables essais avec d'autres remèdes. Il choisit à cet effet le soufre et le mercure, parce qu'on savait par expérience que ces substances étaient des spécifiques puissants contre diverses espèces de gales et de syphilis, et que, s'il réussissait à provoquer ces maladies sur des sujets sains en employant ces agents, il pouvait conclure que le même résultat pouvait s'obtenir avec les remèdes dont la vertu spécifique était moins constatée par l'expérience.

Après avoir essayé ces remèdes sur plusieurs personnes bien portantes, et les avoir administrés à des malades présentant des symptômes semblables aux effets du médicament, et ayant toujours obtenu un plein succès, il fit encore la même expérience avec soixante-un autres médicaments, et le même succès couronna chaque fois ses efforts.

C'est alors seulement qu'il annonça sa découverte au monde, et proclama le principe *similia similibus curantur* comme la loi de la nature, loi sur laquelle il appelait l'examen pratique, sans vouloir s'arrêter à la démonstration théorique.

Depuis, beaucoup de médecins de talent suivirent ses traces, ils firent des expériences sur eux-mêmes et sur d'autres, avec plusieurs centaines de remèdes, et le même résultat confirma toujours, sans aucune exception, la vérité de ce grand principe.

Mais bien que les faits et l'expérience aient parlé assez haut en faveur de la nouvelle doctrine, elle ne trouve point accès chez le grand nombre. parce que, peu content d'une doctrine qui ne s'appuie que sur des faits, on demande une théorie ; c'est ce qui m'a décidé à démontrer aussi théoriquement la vérité déjà prouvée d'une manière irrécusable par les enseignements de l'expérience. Toutefois, je crois devoir prévenir le lecteur que les idées que je vais émettre n'appartiennent qu'à moi, et qu'en conséquence je les publie sous ma propre responsabilité.

Si nous nous représentons, soit un effet en général, soit l'effet spécial d'un remède, il faut que nous songions en même temps à une cause, car, sans cause, point d'effet; si nous pensons à une cause qui produit un effet, il faut que nous pensions en même temps à une force active, car, sans elle, comment supposer une cause? En pensant à une force active ou agissante, nous pensons nécessairement aussi à une résistance contre cette force, car, sans résistance, il n'y aurait besoin d'aucune force. Or, la résistance est aussi une force, et une force qui, en résistant, réagit, d'où il suit naturellement qu'une force agissante (l'action) provoque toujours une force réagissante (la réaction). L'action et la réaction étant opposées l'une à l'autre, il est évident qu'elles produisent un effet également opposé et que le résultat de la réaction est toujours contraire à celui de l'action.

Nous croyons avoir suffisamment démontré que l'action doit toujours entraîner une réaction ; en conséquence, l'action exercée par un remède sur l'organisme doit provoquer une réaction de la part de l'organisme. L'action devant déterminer la réaction, il est clair qu'elle doit la précéder, et que la réaction à son tour doit lui survivre plus ou moins long-temps, attendu qu'elle ne peut complétement cesser qu'après que l'action est terminée. Or, puisque la réaction de l'organisme dure plus long-temps que l'action du médicament, et que dans ses effets elle lui est diamétralement opposée, elle doit produire et laisser après elle un résultat tout-à-fait opposé à celui que l'action du remède avait commencé et produit ; cela étant, on peut poser en principe : *qu'en dernier résultat l'emploi d'un médicament quelconque laisse toujours dans l'organisme le contraire de son effet immédiat.* Ainsi, lorsque sur un organisme sain on fait usage d'un remède tel que l'opium, par exemple, dont le premier effet est de pro-

voquer une certaine espèce et un certain degré de léthargie, ce remède doit produire en
dernier résultat un état qui est en intensité et
en espèce tout-à-fait à l'opposé de son effet
immédiat, et qui, par conséquent, consistera
en un degré analogue d'insomnie. Récipro-
quement, un remède qui aura pour premier
effet de faire naître dans l'organisme sain une
certaine espèce, un certain degré d'insomnie
comme le café, produira en dernier résultat
l'état opposé, c'est-à-dire une somnolence de
la même intensité. Si, au contraire, pour un
organisme qui se trouve déjà dans un état anormal, par exemple dans un état d'assoupissement, on fait usage d'un médicament dont
l'effet immédiat sur un organisme sain serait
une insomnie de la même intensité ; ce médicament, administré à une dose proportionnée au degré d'irritabilité du malade, produira
en dernier résultat un assoupissement dont
l'intensité sera doublée. Mais quand on emploie contre un assoupissement d'un certain
degré un remède qui a pour premier effet de
produire dans l'organisme sain la même espèce et le même degré d'assoupissement, ce
remède doit avoir pour résultat définitif de

faire disparaître l'assoupissement sans provoquer l'insomnie.

Mais si l'on emploie contre une maladie
d'une certaine espèce, d'une certaine intensité, un remède dont l'effet immédiat n'est
pas de produire exactement la même espèce
et le même degré de maladie, ce remède,
employé seul, ne saurait détruire radicalement l'état maladif; il ne peut que l'adoucir
plus ou moins, suivant que dans son effet
immédiat il reproduit plus ou moins l'espèce
et le degré d'intensité de la maladie, et suivant que la dose à laquelle on l'administre est
proportionnée au degré d'irritabilité de l'organisme; de même une certaine espèce, un
certain degré de maladie, ne seront pas précisément toujours doublés par l'emploi d'un
remède dont l'effet immédiat n'est pas diamétralement opposé à l'espèce et à l'intensité
de la maladie. Ce remède ne fera que l'augmenter plus ou moins suivant que par son
espèce ou par son intensité elle s'écartera plus
ou moins de l'affection produite immédiate-
ment par le remède.

Il s'ensuit clairement que pour atteindre
l'idéal de l'art de guérir, ou pour détruire une

maladie de la manière la plus complète, la
plus prompte et la plus douce, on doit chercher et employer un remède qui, administré
à une dose proportionnée au degré d'irritabilité de l'organisme, ait pour effet immédiat
la même espèce, le même degré d'affection
que celle que l'on veut guérir.

Mais un pareil remède ne saurait exister,
attendu qu'il n'y a pas d'identité complète dans
les effets, parce qu'il n'y a pas de causes identiques, et que si même il y en avait, leurs
effets varieraient suivant le temps et les circonstances qui ne sauraient non plus jamais
être les mêmes ; mais en admettant pour un
moment l'existence d'un pareil remède, il
nous serait encore impossible de le trouver,
car il faudrait pour cela non seulement la
connaissance la plus approfondie, la plus
détaillée de tous les symptômes physiques et
moraux que peuvent faire naître soit le remède, soit la maladie, mais encore une langue
plus qu'humaine pour exprimer les rapports
infinis et les nuances innombrables qui servent à les caractériser. Cette connaissance ne
sera jamais à la portée d'aucun médecin tant
qu'il restera homme. Bornons-nous donc à

approcher de l'idéal autant que possible, et cherchons des remèdes qui aient la propriété de provoquer dans l'organisme les symptômes les plus semblables à ceux de la maladie. De tels remèdes seraient des *simillima*, et l'on devrait poser en principe : *Simillima simillimis curantur*, c'est-à-dire les plus semblables guérissent les plus semblables; mais comme on ne peut pas toujours trouver des *simillima*, et que la catégorie des *simillima* exclut les *similia*, tandis que la catégorie des *similia* renferme celle des *simillima*, c'est probablement ce qui a fait préférer à Hahnemann de prendre pour principe de l'homœopathie *similia similibus curantur*, c'est-à-dire les semblables se guérissent par les semblables. Quelque vrai que soit ce principe, sa nouveauté fait qu'on croit à peine au témoignage de ses sens en voyant les succès constants qu'on obtient par son application, et l'on peut à peine concevoir qu'un remède qui a pour effet immédiat de produire des symptômes analogues à ceux de la maladie, puisse guérir cette même maladie; qu'un purgatif, par exemple, ait la propriété d'arrêter le dévoiement. La raison de cet étonnement, c'est

que dans une maladie on ne distingue pas
assez l'effet d'avec la cause, et que l'on con-
fond le contraire de la maladie avec le contraire de la cause de cette maladie. Pour
développer notre pensée, qu'il nous soit permis de jeter un regard en arrière.

Nous avons déjà démontré que tout agent
rencontre de la résistance dans la force vitale
de l'organisme. Or, tout agent peut devenir,
selon les circonstances, tantôt cause morbifique, et tantôt moyen curatif; cause morbifique lorsqu'il modifie l'état normal ou affecte
en général l'organisme d'une manière fâ-
cheuse, moyen curatif lorsqu'il modifie l'état
anormal de manière à le changer en l'état
normal. Ceci prouve qu'un médicament,
du moment même qu'il ne guérit pas, doit
devenir une seconde cause morbifique qui
ajoute une nouvelle modification anormale à
celle qu'on veut guérir.

Comme la cause morbifique et le moyen
curatif sont tous deux des agents, l'un aussi
bien que l'autre doit rencontrer une résistance dans la force vitale, et cette résistance
s'affaiblira par l'énergie et la durée de son
action, comme celle-ci à son tour s'affaiblira

par l'énergie et la durée de la résistance.

Cette lutte de deux forces opposées doit nécessairement modifier l'état normal de l'organisme, et cette modification doit se manifester par des symptômes qui changeront ou qui resteront les mêmes suivant que le rapport entre les deux forces hostiles aura varié ou non ; mais ces symptômes ne sauraient cesser entièrement tant que durera la lutte, c'est-à-dire tant que l'une ou l'autre des deux forces n'aura pas été détruite. Or, comme anéantir la force vitale serait anéantir la vie, il est évident que la force à détruire dans une maladie ne peut être que l'agent morbifique.

Je ne m'appliquerai pas ici à montrer ce qu'on a à faire pour reconnaître et éloigner tel ou tel agent morbifique, j'indiquerai seulement en termes généraux que pour atteindre ce dernier but il suffit déjà, dans la plupart des cas, d'empêcher la cause morbifique d'être alimentée du dehors ; car alors la lutte qu'elle soutient contre la force vitale l'usera d'autant plus promptement que la force vitale, au contraire, se trouve constamment renouvelée par l'air et les aliments.

Cependant en éloignant la cause morbifi-

que on ne saurait encore obtenir le rétablissement immédiat de l'état primitif ou normal,
parce qu'avec la cessation de la cause on ne
fait cesser que l'action et non pas l'effet produit par cette action, c'est-à-dire l'altération
subie par l'organisme. Or, cette altération
produite par l'influence d'agents perturba-
teurs doit être transformée par le médecin en
l'état normal, ce qui fait naître la question
suivante :

Comment les influences qui modifient l'organisme agissent-elles lorsqu'elles rendent
malades et lorsqu'elles guérissent?

Comme tout agent propre à modifier l'organisme doit produire un même effet en agissant sur un même état, et de différents effets
en agissant sur des états différents, il s'ensuit
que la diversité des circonstances dans lesquelles chaque agent agit est l'unique cause
de la diversité qui peut se trouver dans ses
effets, et que soit qu'il agisse comme remède,
soit qu'il devienne cause d'une maladie, sa
nature reste invariablement la même.

D'après ce raisonnement, nous n'aurons
qu'à observer la manière dont l'homme de-

vient malade , pour apprendre comment s'opère la guérison.

L'observation et la raison nous apprennent que toute modification de l'organisme commence par une atteinte portée à l'organisme par une influence du dehors ; le principe vital résistant à cette influence, il en naît une lutte de deux forces opposées. Or, si dans cette lutte il arrive que l'une des forces se trouve affaiblie ou détruite, il est évident que l'action ne peut plus avoir lieu que dans le sens de la force victorieuse.

Ceci nous conduit à distinguer dans toute révolution opérée dans l'organisme par un agent quelconque, quatre phases ou périodes qui se succèdent si régulièrement que jamais la période suivante ne peut arriver si la précédente n'a eu lieu, savoir : la première dans laquelle l'énergie de l'agent morbifique est supérieure à l'énergie de la force vitale , où par par conséquent celle-ci cède , et où de toute nécessité l'action aura lieu exclusivement dans le sens de l'agent. Cette période sera accompagnée de symptômes qui accuseront la prépondérance de l'agent qui fait irruption dans l'organisme.

La deuxième période est celle où l'énergie de l'agent est contre-balancée par celle de la force vitale. Cette période sera un état mixte où l'action ne saurait se prononcer dans un sens plutôt que dans l'autre, et où les symptômes présenteront un caractère qui ne permettra pas de les attribuer exclusivement soit à l'une soit à l'autre force.

La troisième période est celle où l'agent le cède pour l'énergie à la force vitale, et où l'action se prononce de plus en plus dans le sens de cette dernière. Cette prédominance de la force vitale doit produire un état et des symptômes particuliers qui, à mesure que l'agent s'affaiblit, s'éloigneront de l'état et des symptômes appartenant à la première période.

Enfin la quatrième période est celle où l'agent a été détruit ou éloigné, et où la force vitale est devenue entièrement libre dans son action. Cette action exclusive de la force vitale, appelée autrement réaction, doit nécessairement se manifester par des symptômes indiquant un état tout-à-fait opposé à celui qui caractérise la première période; or, ce dernier état est précisément ce qu'il faut

guérir après que l'agent morbifique a été détruit ou éloigné. Comme l'objet d'une cure
ne peut être que de transformer par des
moyens appropriés l'état anormal en un état
normal, et par conséquent de produire dans
l'organisme un effet contraire à celui de la
cause morbifique, il est évident que tout
moyen curatif doit avoir une propriété d'agir
opposée à celle de la cause morbifique.

Or, le premier effet de tout agent étant l'opposé de son dernier effet, il s'ensuit que cette
propriété voulue ne saurait se trouver que
dans un médicament qui aura pour effet primitif d'exciter dans l'organisme une activité
anormale pareille à celle produite en dernier
lieu par la cause morbifique, et pour effet définitif de provoquer une activité qui, étant opposée à l'activité anormale que l'on veut faire
disparaître, la neutralisera et la transformera
en une activité normale.

Un tel remède que les homœopathes ont
nommé le *simile* de la maladie, est donc le vrai
contraire de la cause morbifique, puisqu'il
agit en sens opposé et détruit ses effets, tandis que le moyen employé par l'ancienne
école et appelé par elle le *contraire* de la

maladie est réellement le *simile* de la cause morbifique, puisqu'il agit de la même manière et qu'il ne peut par conséquent qu'aggraver la maladie.

Par bonheur, ou par malheur, comme on voudra, il n'a jamais été possible aux allopathes de trouver des contraires tels qu'ils les recherchaient, par la même raison qui empêche de trouver un véritable *idem*, et parce que, comme nous l'avons prouvé, personne ne saurait se faire une idée nette du contraire de la plupart des maladies.

Par bonheur, disons-nous, parce que, dans l'impossibilité de trouver un contraire absolu, beaucoup de malades recevaient contrairement à l'intention du médecin des remèdes qui se rapprochaient plus ou moins du *simile*, et devenaient par cela moins pernicieux et même guérissaient quelquefois. Ceci explique en même temps comment l'allopathie a pu subsister pendant si long-temps.

Par malheur, disons-nous; car, il aurait peut-être mieux valu que les médecins eussent pu trouver et employer chaque fois le véritable contraire. L'application d'un tel remède n'aurait pas manqué d'enlever les malades traités d'après un système aussi funeste, et cela aurait, il faut le croire, tiré les médecins de leur aveuglement, et les aurait engagés à chercher un meilleur principe.

Nous concluons en définitive de tout ce que nous avons dit jusqu'ici, que le principe de l'homœopathie est le seul principe vrai et salutaire; que l'allopathie non seulement ne guérit pas, mais ne peut jamais guérir; qu'il est même impossible de mettre son principe en pratique, et que lors même qu'il serait praticable, son application, au lieu de la guérison, amènerait infailliblement la mort.

Lorsqu'on est en possession d'un principe certain, il faut, pour choisir convenablement les médicaments, savoir avec précision quels effets chacun d'eux peut produire sur l'organisme. Or, cette connaissance importante devrait être fournie par la *matière médicale*, qui est supposée contenir tous les remèdes que l'expérience des générations précédentes a laborieusement amassés. Mais lorsque l'on considère comment la matière médicale a pris naissance, il est impossible de ne pas convenir qu'elle est basée sur des données bien incertaines; que des préjugés, des suppositions gratuites et une grande légèreté ont présidé à sa formation, et que les anciens herboristes, Matthioli, Tabernæmontanus, Gessner, Fuchs, Rey et Tournefort, nous l'ont transmise sans lui faire subir une épuration convenable, de sorte que ce prétendu trésor n'est qu'une compilation informe dont les premiers matériaux ont été puisés dans le vague et crédule Dioscoride, et que l'un a copié d'après l'autre, en y ajoutant quelque chose de son cru. Le peu de bons ouvrages qui existent sur cette matière, tels que ceux de Bergius et de Cullen, sont trop pauvres en données thérapeutiques; ils prouvent seulement le vide et l'insignifiance des autres, puisque leurs auteurs, ayant voulu s'affranchir des erreurs et des fictions grossières qui fourmillent ailleurs, ont manqué presque entièrement de matériaux. Un seul entre mille, *Murray*, cite les cas où les médicaments ont été employés; mais là aussi on voit les autorités se contredire sans cesse, les unes affirment ce que nient les autres, *et vice versa*. Pour remédier à ce défaut complet de données positives et solides, on s'est bientôt livré à des recherches spéculatives. Comme on aura de la peine à concevoir que l'école aît pu se servir de la spéculation pour arriver à la connaissance plus approfondie des remèdes, nous donnerons en guise d'échantillon quelques exemples de sa manière de procéder.

Voyant que le savon possédait une vertu dissolutive, on remarqua que la décoction de la saponaire écumait comme une savonnade lorsqu'elle était fouettée ; de cette ressemblance on conclut que la saponaire pouvait, comme le savon, servir dans beaucoup de maladies à dissoudre certaines matières, et c'est pour cette raison qu'on la nomma *saponaria*, du mot latin *sapo*, savon.

Le quinquina guérissait certaines maladies, et comme l'écorce du frêne, du saule, du chêne, du marronnier d'Inde avait aussi un goût amer et astringent, on crut pouvoir en inférer que l'écorce de ces arbres possédait les mêmes vertus, et pouvait être administrée dans les mêmes maladies.

La *gentiana centaurium* est, comme le fiel, d'une saveur très amère ; cette propriété lui valut le surnom de fiel de terre, et la fit regarder comme propre à réparer le manque de fiel. D'après la connaissance que l'on avait, par la

chimie, de la nature alcaline de beaucoup de
substances, on croyait pouvoir les employer
comme absorbants dans les maladies où l'on
supposait qu'il existait une exubérance d'acides, sans penser que ces substances pouvaient
fort bien posséder d'autres propriétés capa-
bles de nuire à l'économie animale; avec
la même légèreté on administrait, dans les
cas où l'on voulait suppléer à un prétendu
manque d'acides, des substances qu'on avait
reconnues renfermer un acide, sans s'inquiéter des autres effets qu'elles pouvaient
produire.

Ayant appris que telle substance est ferru-
gineuse, on se souvint de la propriété que les
physiologistes avaient donnée au fer de réparer
le défaut de cruor dans le sang, et d'en augmenter les globules; et sans tenir compte des
autres propriétés qui pouvaient appartenir à
la substance, on crut avoir une indication rationnelle pour l'administrer dans les cas de
faiblesse, que l'on croyait expliquer par un
prétendu manque de cruor.

Si les effets de la substance, à laquelle la
logique allopathiste avait ainsi reconnu, *à
priori*, une vertu curative, se trouvaient être

trop manifestement nuisibles pour qu'il fût permis de ne pas s'en inquiéter, on n'en restait pas moins fermement persuadé de la justesse du résultat obtenu par voie de spéculation, seulement on crut devoir remédier à l'inconvénient précité en mélangeant la substance en question, avec un ou plusieurs médicaments qu'on supposait propres à en modifier l'action. Dans les cas rares, où l'administration d'un pareil mélange était suivie d'une amélioration ou d'une guérison complète, on attribua ce résultat au médicament qu'on croyait être l'agent principal, et auquel pour cette raison on donnait le nom de *base*, et on l'enregistra comme moyen infaillible contre telle ou telle maladie; tandis que ce résultat, s'il n'était pas dû aux efforts seuls de la nature ou à toute autre cause ignorée, ne pouvait être que le produit de l'action combinée de tous les éléments formant la composition médicinale. Les personnes qui sont dans l'habitude de juger par leur bon sens de celui des autres, auront peine à croire que tout ce que nous venons de dire soit vrai, et pourtant les faits que nous alléguons peuvent être facilement constatés par le lecteur un peu versé dans l'histoire médicale.

Quant aux substances dont l'expérience avait fait connaître la propriété, on se borna à en constater les effets les plus saillants ; on enregistra par exemple qu'elles avaient la faculté de faciliter ou d'arrêter l'écoulement de l'urine ou des menstrues ; de favoriser ou d'empêcher le sommeil, la selle, la transpiration ; de provoquer l'expectoration, le vomissement, etc.; et comme chacun de ces effets se trouvait être commun à une foule de substances, on eut toute la facilité d'en comprendre toujours un grand nombre sous une même dénomination : il y eut des remèdes corroborants, relâchants, astringents, stimulants, dissolvants, des purgatifs, vomitifs, sudorifiques, antispasmodiques, antiscrofuleux, vermifuges, etc.; en sorte qu'on n'a jamais recommandé et employé contre une maladie tel ou tel médicament bien déterminé, mais toujours toute une série de médicaments, bien qu'il soit constant que chaque agent médicinal, outre son effet principal, doit avoir des effets spéciaux secondaires qui ne sauraient être indifférents. Parfois l'arbitraire va si loin qu'on ne se borne pas à recommander contre la même espèce de maladie telle ou

telle classe de remèdes, mais plusieurs différentes classes à la fois, ce qui a eu lieu no-
tamment pour les affections scrofuleuses ; à
tel point que si l'on s'en rapportait aux différentes matières médicales qui ont paru jusqu'à nos jours, on pourrait choisir au hasard
dans toute une pharmacie sans crainte de se
tromper.

Quant au médecin homœopathe, il rejette
entièrement la classification des remèdes
adoptés par l'ancienne école, parce qu'à ses
yeux la chose essentielle c'est de connaître ce
par quoi les remèdes se distinguent et non ce
qu'ils ont de commun ; il sait de plus qu'il
est absolument impossible d'arriver à la connaissance des effets d'un médicament sur
l'organisme autrement que par voie expéri-
mentale, et que sous ce rapport les investigations chimiques ne sont d'aucune utilité. Il ne
se contente pas non plus de connaître les
qualités partielles d'un remède, il soutient
même qu'il est dangereux d'employer une
substance dont on ne connaît les propriétés
qu'à moitié, vu qu'outre les effets qu'on lui
connaît et dont on veut tirer parti, il doit
s'en trouver d'autres qui, bien que moins

manifestes, peuvent nuire par leurs consé-
quences plus que les premiers ne pourraient
faire de bien. L'homœopathie, en un mot, ne
veut d'autres remèdes que ceux dont on connaît jusqu'aux moindres effets sur l'organisme
humain, et toutes les expériences qu'elle fait
pour parvenir à cette connaissance, elle les fait
sur des sujets bien portants ; car en les faisant
sur des malades, comment pourrait-elle préciser si tel phénomène provient de l'action
du médicament ou s'il appartient au cours
naturel de la maladie ? De plus l'état anormal
de l'organisme variant à l'infini, devrait nécessairement altérer d'une manière non moins
variée l'action du médicament qu'on voudrait
éprouver ; d'où suit qu'en expérimentant exclusivement sur des malades, il faudrait pour
connaître l'action pleine et entière de chaque
médicament, l'avoir essayé successivement
dans toutes les espèces de maladies, ou bien,
ce qui est absolument la même chose, avoir
traité chaque espèce de maladie par tous les
médicaments possibles.

Il nous reste encore quelques mots à dire
sur le mode à employer pour la préparation
des médicaments. Ici encore l'opposition des

deux écoles est flagrante. Non seulement l'allopathie dédaigne d'employer une racine qui n'a pas séché et moisi au moins une année dans l'officine; mais elle cuit, elle distille, elle sucre, elle confit; en un mot elle prépare ses remèdes en se servant de procédés empruntés à l'art culinaire le plus consommé, et tout cela, afin de corriger ce qui a été gâté dans le laboratoire de la nature.

Or, comme les moyens pour arriver à ce but sont très compliqués et quelquefois même fort ingénieux, on a décoré ce travail du nom de science; on l'a appelé la *pharmaceutique*, science sublime qui enseigne l'usage du mortier, du creuset, de la retorte, de l'eau et du feu, en un mot de l'attirail au moyen duquel on parvient à dépouiller les remèdes de leur vertu naturelle, espèce d'esprit immonde que l'école allopathique exorcise selon toutes les règles de l'art.

A peine avons-nous besoin de dire que ces procédés peu rationnels sont rejetés par l'homœopathie, et que l'usage du feu est proscrit de ses préparations, attendu que cet agent destructeur doit altérer et détruire aussi les vertus inhérentes aux substances soumises à son action. L'homœopathie veut encore que toutes les matières qui servent à préparer des médicaments soient employées aussi fraîches et aussi intactes que la nature les a produites.

Voilà pour la manière de préparer les remèdes; maintenant passons à leur composition.

Nous avons déjà fait voir plus haut à quoi se réduisent les connaissances de l'école allopathiste en ce qui concerne la vertu des médicaments ; une conséquence inévitable de son ignorance sous ce rapport, a été que la mise en pratique de ses préceptes curatifs a dû donner lieu à bien des mécomptes. Presque dans tous les cas, le remède agissait d'une manière trop forte ou trop faible, trop promptement ou avec trop de lenteur. Parfois l'effet produit n'était pas l'effet attendu, ou bien l'action avait lieu dans une autre direction que celle qu'on voulait : le médicament par exemple agissait sur un organe qui n'était pas celui qu'on voulait guérir ; d'autres fois le remède, outre l'effet désiré, en avait d'autres contraires au but qu'on se proposait.

Pour obvier à ces inconvénients, on a inventé une science toute spéciale qui enseigne comment on peut modifier l'action d'un re-mède, en le mélangeant avec d'autres sub-stances. Cette science, on la professe encore aujourd'hui dans toutes les chaires de méde-cine; les adeptes l'appellent l'art des recettes, ou *pharmakokatagraphologie*. Elle enseigne qu'une formule faite selon toutes les règles de l'art doit contenir:

1° Une base (*basis*), qui est la substance principale et la plus puissante du mélange.

2° Un auxiliaire (*adjuvans*), qui doit joindre sa puissance à celle de la base, augmenter, accélérer et soutenir l'action.

3° Un remède dirigeant (*dirigens*), qui doit donner à l'action de la base une direction convenable au gré du médecin; la diriger, par exemple, vers la peau, vers le foie, vers la tête ou les pieds, et l'empêcher de s'attaquer aux yeux, aux poumons ou à la vessie, si telle était sa tendance.

4° Un correctif (*corrigens*), dont le but est de corriger ce qu'il pourrait y avoir de vicieux et de nuisible dans l'effet de la substance prin-cipale.

5° Un excipient ou intermède (*constituens*),

destiné à lier d'une manière intime les divers ingrédients du mélange.

L'homœopathie n'admet rien de tout cela ; car elle prend pour constant que des substances combinées avec d'autres substances doivent perdre plus ou moins leurs propriétés primitives, et en contracter d'autres qu'elles n'avaient pas dans leur état simple. Elle ne regarde, en conséquence, l'effet qu'on obtient d'un pareil mélange que comme un effet collectif qui échappe entièrement aux prévisions de la science, et dans lequel il serait impossible de préciser la part qui revient à chaque ingrédient; l'homœopathie n'administre donc que des médicaments simples ; ou si elle emploie des mélanges, c'est qu'elle les regarde comme des remèdes tout-à-fait nouveaux, dont elle s'applique à reconnaître les vertus par voie d'expérience.

La question des doses, dont nous allons nous occuper maintenant, est une question importante qui mérite une attention toute particulière. Dans l'école allopathique, on se sert ordinairement de la table suivante pour indiquer d'une manière générale la dose moyenne qui convient aux différents âges :

TABLE.

```
Age : années.  25, 20, 15, 14. 13, 12, 11. 10,  9.  8,  7,  6,  5,  4,  3,  2,  1.
    Doses.     40, 35, 30, 29, 28, 27, 26, 25, 24, 23, 22, 21, 20, 18, 16, 13, 10.
    Mois.      11, 10,   9, 8,   7, 6,   5, 4,   3, 2,   1, 1/2,
    Doses.      9,  8 1/2, 8, 7 1/2, 7, 6 1/2, 6, 5 1/2, 5, 4 1/2, 2,  1.
```

On ajoute, comme règle générale, qu'il faut toujours commencer par de petites doses, ou du moins par des doses peu considérables, puis progresser, jusqu'à ce que l'on ait obtenu l'effet désiré. Ainsi, pour les remèdes débilitants ou stimulants, on doit augmenter la dose jusqu'au ralentissement ou à une forte élévation du pouls; pour les narcotiques ou antispasmodiques, jusqu'à l'assoupissement ou à la disparition des crampes, et de même, pour les vomitifs ou purgatifs, jusqu'à ce qu'ils aient produit leur effet.

Outre cette première règle, l'allopathie en donne une seconde qui lui est opposée; elle veut que dans les cas où un haut degré d'insensibilité se joint à une grande atonie, on commence par les plus fortes doses, afin d'obtenir la sensibilité nécessaire au rétablissement des forces; mais qu'à mesure que la sensibilité et la force reviennent, les doses soient diminuées pour ne pas provoquer une surexcitation générale de l'économie qui pourrait devenir funeste. On cite les cas du tétanos, où les plus fortes crampes se trouvent parfois unies à une insensibilité telle que le décuple, le vingtuple, le cinquantuple même d'une dose ordinaire d'opium et d'autres remèdes non moins énergiques, produisent à peine le plus léger effet, tandis que la dixième partie de pareille dose suffirait pour donner la mort à un homme bien portant; mais comme il arrive souvent que l'organisme recouvre tout-à-coup la sensibilité, et cela parfois au-delà de ce qu'il faudrait, les allopathes en concluent fort sagement la nécessité de diminuer successivemement les doses primitives, sans quoi elles pourraient bien, en pareil cas, agir avec trop d'énergie.

L'homœopathie rejette la première règle, parce que tout agent médicinal, administré à une dose quelconque, doit modifier l'organisme en bien ou en mal, en manifestant son action par des symptômes. Or, si ces symptômes accusent une aggravation du mal, il y a folie à augmenter la dose du médicament qui les a produits; si au contraire ils indiquent

une amélioration , pourquoi changer la dose
à laquelle est dû cet heureux résultat, puisque ce changement pourrait avoir un résultat
opposé? Quant à la seconde règle, l'homœopathie ne l'admet pas davantage, par la simple raison qu'à ses yeux c'est tuer le malade
de propos délibéré que de lui donner dans
quelque cas que ce soit des doses assez fortes
pour déterminer la mort chez des personnes
bien portantes; car, bien que souvent après
l'administration de pareilles doses, l'organisme continue à ne donner aucun signe de
sensibilité, l'action de ces doses, pour être
suspendue dans l'état de torpeur où se trouve
l'organisme, n'en doit pas être moins funeste au malade après le réveil de ses facul-
tés. Il est facile, il est vrai, de rejeter cette is-
sue fatale sur la gravité de la maladie, mais
les homœopathes savent parfaitement quel
compte tenir de pareilles assertions; et ils
sont d'autant moins disposés à recourir à des
moyens aussi meurtriers, qu'ils savent qu'on
peut faire disparaître les symptômes les plus
graves du *tétanos* au moyen du magnétisme
animal.

Le mode de procéder par petites doses est

communément ce qui frappe le plus les adversaires de la nouvelle doctrine, et c'est là ordinairement tout ce qu'ils en savent; or, comme les médecins et les hommes étrangers à la science médicale inclinent à croire que ces petites doses constituent l'essence de l'homœopathie, je me permettrai de m'étendre un peu amplement sur cette matière.

Celui qui guérirait homœopathiquement avec des doses plus fortes, n'en resterait pas moins partisan de l'homœopathie, tandis que celui qui, sans connaître cette méthode, emploierait les plus petites doses, ne serait pas pour cela homœopathe. Samuel Hahnemann, le fondateur de l'homœopathie, a employé de fortes doses dans les premiers temps de sa découverte, et ce ne sont que des observations et des expériences répétées qui l'ont conduit à les réduire de plus en plus. Voyant que, tout en opérant la guérison, l'administration de ses médicaments était toujours suivie d'une aggravation momentanée des symptômes, il conclut que les remèdes agissaient trop fortement. Il remarqua en outre que la répétition fréquente des doses ne laissait pas à l'organisme assez de temps pour

réagir, inconvénient d'autant plus grave à
ses yeux, qu'il avait déjà reconnu que c'é-
tait toujours cette réaction salutaire qui opérait la guérison. En conséquence, rien n'était
plus naturel que de diminuer ces doses et
d'agrandir les intervalles dans leur administration. Pour procéder dans la diminu-
tion successive des doses d'une manière ré-
gulière, il jeta une goutte médicinale dans
quatre-vingt-dix-neuf gouttes d'alcool, et les
secoua fortement et long-temps; ayant pris
une goutte de ce liquide, qui ne contenait
plus que la centième partie de la goutte médicinale, et l'ayant administrée homœopathiquement, il découvrit, à son grand étonnement, que, tout en perdant de son action
grossière et matérielle, ce centième avait acquis plus de vertu que n'en avait une goutte
entière, et que la guérison se faisait plus rapidement; résultat qu'il dut attribuer aux
secousses imprimées d'une manière continue aux molécules de la goutte médicinale
et à leur frottement contre celles de l'autre
liquide.

Pour pousser plus avant ses expériences, il
fit tomber une goutte du liquide médicinal

ainsi étendu dans quatre-vingt-dix-neuf autres gouttes d'alcool, remua fortement le flacon, et administra une goutte de cette nouvelle dilution. Il trouva que cette goutte, bien
qu'elle ne renfermât plus que le $\frac{1}{10000}$ de la
goutte primitive, avait encore gagné en puissance. Il fit la même expérience sur la troisième, quatrième et cinquième dilution, et
ainsi de suite, et s'arrêta enfin à la trentième
dilution, comme à celle où la puissance curative des molécules médicamenteuses se trouvait le plus développée.

Après avoir fait ces essais sur des liquides,
il procéda de la même manière avec des solides. Il tritura des heures entières un grain
d'une substance médicamenteuse avec quatre-
vingt-dix-neuf grains de sucre de lait, substance dépourvue de toute propriété médici-
cinale. L'administration d'un grain de ce
mélange confirma pleinement l'expérience
qu'il avait faite avec les liquides. Continuant
ces investigations, il prit un grain du mélange
qu'il avait obtenu à la troisième trituration,
grain qui ne contenait plus que $\frac{1}{1000000}$ du
grain primitif, et le fit dissoudre dans quatre-
vingt-dix-neuf gouttes d'un mélange par par-

tié égale d'eau distillée et d'alcool bien pur.
Il trouva à son grand étonnement, que par ce
procédé les métaux mêmes devenaient so-
lubles et communiquaient leurs propriétés
médicinales à ces liquides, ce qui l'engagea à
exécuter pour les solides , les trois premières
divisions au moyen de la trituration, et les divisions ultérieures, au moyen de l'alcool, méthode bien plus facile et bien plus prompte.

L'expérience ayant prouvé à Hahnemann
que le développement progressif de la puissance curative des remèdes s'arrêtait à la trentième dilution, il reconnut l'inutilité de pousser les dilutions plus loin. Mais comme il se
trouvait beaucoup de maladies où les remèdes
administrés à la trentième dilution agissaient
encore avec trop de force en ce qu'ils provo-
quaient une aggravation de symptômes toujours pénible au malade, quoique passagère,
il avisa au moyen d'atténuer l'action trop éner-
gique de ses préparations ; à cet effet, il fit
faire des globules en sucre de la grosseur de la grosseur
d'un grain de pavot, et humecta mille de ces
globules d'une goutte de substance médicinale à la trentième dilution, de manière que
chaque globule dut se trouver imprégnée par

la millième partie de la goutte médicinale.

Il administra homœopathiquement un ou deux de ces globules, et il reconnut, à sa grande satisfaction, qu'ils possédaient précisément assez d'énergie pour déterminer la réaction bienfaisante du principe vital contre la cause morbifique, sans provoquer l'aggravation des symptômes, due à l'action trop matérielle des remèdes.

On conviendra que ceci est plus qu'une théorie, si l'on réfléchit que l'expérience et l'observation ont seules conduit à ces résultats, qui ont pour base des faits aussi constants que la nature. En effet, Hahnemann s'inquiète peu d'expliquer ces résultats par une hypothèse plus ou moins savante ; il se borne à indiquer simplement la source où il a puisé ces vérités, en répondant à toutes les objections : « *Faites la même expérience, mais faites-la bien* »

C'est cette découverte de développer puissamment par la trituration et des frottements prolongés les vertus des substances médicamenteuses, qui a soulevé le plus de railleries. Ainsi, parmi les adversaires de l'homœopathie, un docteur Schimko s'est signalé par

les calculs auxquels il s'est livré, pour déterminer la masse énorme d'eau qui pourrait,
d'après le système d'Hahnemann, acquérir
des propriétés médicinales au moyen d'une
seule goutte de substance médicamenteuse.
Je ne lui reprocherai pas cette manière d'argumenter; je veux même bien lui accorder
qu'un décillion de gouttes d'eau pourrait
former une sphère dont le diamètre n'aurait
pas moins de 36 billions de lieues; je lui accorde encore, que si du centre de cette sphère
les molécules d'une goutte de substance médicinale partaient vers la circonférence avec
la rapidité d'un boulet de canon, il leur faudrait 45 millions d'années pour se répartir
dans cette masse d'une manière uniforme.
Mais que résulte t-il de tous ces chiffres?
Absolument rien. Ils n'empêchent pas que
sept onces d'eau ou d'alcool ne soient plus
que suffisantes pour opérer ces divisions
infinitésimales qui effraient tant d'imagina-
tions.

C'est du reste Hahnemann lui-même qui a
donné lieu à ces calculs, lorsque, tout étonné
de la découverte qu'il venait de faire, il ap-
pela l'attention des médecins et des natura-

listes sur ce prodigieux développement de
puissance curative des médicaments par le
procédé que nous avons décrit, procédé par
lequel l'octillionième ou le décillionième d'une
goutte ou d'un grain de substance médicinale acquérait plus de vertu que n'en avait
une goutte ou un grain entier de la même
substance à l'état primitif. Si Hahnemann ne
s'était pas servi de ces termes empruntés à
l'arithmétique, il ne serait jamais venu à
l'idée de ses adversaires de le combattre avec
de pareilles armes.

D'ailleurs, il n'appartient pas à un mathé-
maticien de trancher cette question, pas plus
qu'il ne lui appartient d'argumenter contre
les propriétés que peut recéler une graine de
semence, ou contre la réalité du magnétisme,
de l'électricité, du galvanisme ou du calo-
rique; il ne peut non plus établir par des
chiffres les limites auxquelles l'action d'un
remède doit s'arrêter. Tout cela n'est pas de
sa compétence. Mais il devrait savoir que tout
ce qui est divisible peut toujours se diviser
encore, et qu'un atome, quelle que soit d'ailleurs sa petitesse, est toujours quelque chose
de bien réel, et qu'en conséquence jamais

substance ne saurait être réduite au néant par la division.

Mais lorsqu'un chimiste allègue que l'eau qu'on boit devrait avoir des propriétés médicinales et même à un plus haut degré que les préparations homœopathiques, eu égard à la multitude de substances qu'elle tient en dissolution, il ne tient pas compte du procédé au moyen duquel se font ces préparations. D'un autre côté la supposition ne tire pas à conséquence, attendu que l'expérience prouve que les personnes les mieux portantes peuvent contracter des maladies rien que par l'usage de l'eau, et même par le simple séjour dans un air qui ne leur convient pas.

Lorsqu'on fait attention à la manière dont se préparent les remèdes homœopathiques, il n'est pas difficile de s'expliquer leur efficacité. Le frottement réveille beaucoup de forces qui sans cela seraient restées latentes. Ainsi la corne et l'ivoire acquièrent de l'odeur rien que par la friction; en frottant fortement l'une contre l'autre des pièces métalliques, on développe une chaleur suffisante pour les faire rougir. Quelle force prodigieuse que celle que fait naître un simple choc dans une quantité insignifiante d'argent fulminant! Avons-nous besoin de rappeler encore la longue série des phénomènes électriques , les uns plus étonnants que les autres, et auxquels donne lieu le simple frottement?

Mais non seulement le frottement développe les propriétés cachées de certains corps , mais encore il peut servir à les transmettre d'un corps à un autre, comme cela se fait avec l'aimant, qui, frotté longtemps contre du fer, lui communique sa propriété. Si tout cela est constant, pourquoi les propriétés médicinales ne se communiqueraient-elles pas par la trituration et les frottements au sucre de lait ou à l'alcool, substances non médicamenteuses, et par cela même plus propres à devenir les véhicules de ces propriétés ?

En doutant des effets des doses homœopathiques, il faut encore réfléchir à l'état d'irritation dans lequel se trouvent les organes malades sur lesquels on doit agir, et à l'affinité intime qui existe entre le médicament homœopathique et la maladie à laquelle il s'applique. Ainsi , dans l'inflammation pulmonaire, le spécifique administré est l'aconit, qui provoque une inflammation très analogue dans les poumons des personnes bien portantes. Or, comme par l'inflammation, l'irritation et la sensibilité de ces viscères sont portées à un très haut degré, on conçoit que même les plus petites doses doivent exercer sur eux une très grande puissance. De plus, les homœopathes n'administrent le remède destiné à agir sur l'organe souffrant que dans des doses strictement nécessaires pour l'exciter à la réaction. Quant à l'affinité qui existe entre le remède et la maladie, et qui, plus que toute autre chose, contribue à l'efficacité des prescriptions homœopathiques, qu'on se souvienne des effets surprenants qui se produisent, lorsque certaines choses qui ont de l'affinité l'une pour l'autre viennent en contact. Ainsi le même verre que le bruit le plus retentissant ne saurait faire vibrer d'une manière visible, éclate souvent par l'effet d'un son beaucoup moins fort, mais en rapport avec lui. De même, quand on fait résonner la corde d'un instrument de musique dans la proximité d'un autre instrument, la corde de ce dernier qui correspond à la corde pincée vibre distinctement, tandis que toutes les autres restent muettes. Si de pareils phénomènes ont lieu dans le monde purement matériel, qu'y a-t-il d'étonnant de les voir se reproduire dans l'organisme vivant ?

D'ailleurs, il y a des expériences faites qui ne permettent plus de douter de l'effet même des plus petites doses homœopathiques. Ainsi, pour citer deux exemples seulement entre mille, on a vu des mouches empoisonnées par des globules de sucre humectés de la trentième dilution de veratrum, et la rage se développer chez des animaux dans les plaies desquels on avait introduit du virus à la même dilution.

Ceux qui refusent avec tant d'opiniâtreté d'admettre la divisibilité infinie de la matière ne devraient-ils pas, sous peine d'être inconséquents, nier aussi un grand nombre de faits dont personne jusqu'ici n'a contesté l'authenticité ? Rien qu'en se guidant sur l'odeur, un bon limier suit sans prendre le change la piste d'une bête à travers les traces d'une foule d'autres animaux, et le chien barbet sait rejoindre son maître à plusieurs lieues de distance ; de même un Indien retrouve et ramène à la maison paternelle l'enfant du colon

égaré dans la forêt, dès qu'en flairant un lam-
beau de ses vêtements il s'est familiarisé avec
son odeur. Nous demanderons à ces scepti-
ques obstinés quel était le nombre et la gran-
deur des parties odorantes répandues sur le
passage de l'animal poursuivi par le limier,
ou sur celui de l'enfant retrouvé par l'Indien;
lorsqu'un chat, qu'on n'aperçoit même pas,
fait évanouir certaines personnes, nous demanderons encore de quel poids, de quelle
épaisseur sont les émanations qui ont dû s'é-
chapper de son corps.

On admet la divisibilité prodigieuse du
musc, et délayé à un haut point, on lui re-
connaît sans difficulté une certaine puissance
d'action; c'est que ses moindres particules
sont empreintes d'une forte odeur qui décèle
sa présence. Mais d'autres matières seraient-
elles moins divisibles, et, étant divisées, moins
actives, parce qu'on ne les sent pas? La faculté de répandre des odeurs est-elle la condition *sine quâ non* de leur divisibilité et de
leur puissance?

Une dissolution où le sel commun n'entre
que pour $\frac{1}{1000000}$ est encore troublée par une
dissolution extrêmement faible de nitrate

d'argent, et le même phénomène s'observe dans une dissolution très étendue de muriate de baryte quand on y verse de l'acide sulfurique. Dans une dissolution d'iode faite dans la proportion de $\frac{1}{150000}$, l'amidon se teint en rouge. Le fer se teint d'une couleur de cuivre dans une dissolution de sel cuivreux où ce dernier est seulement pour $\frac{1}{50000}$. La présence de $\frac{1}{2500000000}$ d'un grain d'arseniaté d'ammoniaque se révèle par un précipité jaunâtre qu'on obtient par l'action du nitrate d'argent.

Maintenant d'autres substances seraient-elles moins divisibles parce qu'on ne sait pas les décomposer, ou bien l'art de décomposer leurs particules est-il la condition nécessaire de leur existence?

Lorsqu'on dissout le $\frac{1}{10000}$ d'un grain de vif-argent, et qu'on jette des pois dans cette dissolution, ils perdent la faculté de germer. En laissant tomber une seule goutte de sperme de grenouille sur une couche de vase qui couvre une cinquantaine d'œufs de grenouille, tous les œufs se trouvent fécondés par cette seule goutte. Le palmier femelle, au Jardin-des-Plantes, est fécondé par un palmier mâle relégué dans un coin tout opposé de la ville.

Or, nous demandons quel est le poids du principe fécondant qui émane de la fleur du palmier? Qu'on nous dise quel est encore le poids des miasmes du choléra ou de la peste, miasmes qui déciment les populations, et que la chimie tâcherait en vain d'analyser et de décomposer. Si les fluides impondérables et inaccessibles à nos sens peuvent exercer une action si désastreuse sur l'organisme à l'état de santé, pourquoi d'autres substances beaucoup moins déliées seraient-elles impuissantes à exercer une action salutaire sur l'organisme souffrant?

L'esprit humain a fait bien des progrès, et ce qui au commencement semblait des miracles, est quelque chose de très commun aujourd'hui. Ainsi, ce qu'autrefois on appelait des sources miraculeuses, ne sont plus aujourd'hui que de simples eaux minérales, et nous ne sommes nullement étonnés de leur vertu, en dépit de la chimie, qui n'y démêle pas grand'chose de plus que dans les remèdes homœopathiques. La fiole merveilleuse du moyen âge, jouant un si grand rôle dans les évanouissements, n'est plus qu'un simple flacon de senteur auquel on a recours, sans

songer le moins du monde à la petitesse infi-
nitésimale des molécules odorantes qu'il ré-
pand.

Parce qu'on a déjà vu périr des hommes par
la seule émanation qui s'exhalait des bougies
contenant des particules d'arsenic, on n'y voit
plus rien de surprenant ; de même on ne s'é-
tonne guère de sentir à vingt lieues de la côte en
pleine mer le parfum du romarin. On ne s'é-
merveille pas de ces émanations qui parfument
les espaces d'alentour dans un rayon de vingt
lieues, sans que la plante en perde le moins
du monde de son volume ou de son poids, car
le fait est connu depuis long-temps. Pour le
même motif, on voit sans surprise la fermen-
tation excitée par une goutte de levure dans
une masse mille millions de fois plus grande
que son volume. Mais qu'on entende dire
qu'un porc a passé sous une charrette chargée
d'écrevisses, et que la mortalité s'est mise
tout-à-coup parmi ces écrevisses, ou que des
fourmis au milieu desquelles ou jette des vio-
lettes ou des bleuets deviennent immédiate-
ment rouges, on crie à l'exagération, parce que
cela n'est généralement pas connu. De même
lorsqu'on apprend qu'une personne irritée au

dernier point d'un mot qui l'a blessée a gagné une fièvre bilieuse, ou qu'une autre effrayée d'une nouvelle est tombée en syncope, on le trouve tout naturel, et personne ne demande combien a pu peser ce mot, cette nouvelle; mais dès qu'on entend parler d'une guérison homœopathique, on hoche la tête, parce que la chimie ne connaît pas de réactifs pour analyser le remède auquel est due la guérison.

QUESTION JURIDIQUE.

Lorsque le médecin connaît les remèdes qui conviennent dans les différents cas de maladie, il lui reste encore à s'assurer que les malades les reçoivent tels qu'il est dans son intention de les lui faire prendre.

Dans l'allopathie, le médecin ne peut préparer lui-même ses remèdes, parce qu'il les administre toujours à de si fortes doses qu'il lui faudrait une grande provision de matières premières, et même une pharmacie complète.

Toutefois afin que le public ait autant de garanties que possible, la loi a établi que le pharmacien seul, sous sa responsabilité personnelle, est autorisé à préparer et débiter les remèdes, de sorte que le médecin n'est plus responsable que de ses ordonnances. Cette loi est sage, en ce qu'elle protège le public contre les entreprises mercantiles de l'ignorance, mais elle ne garantit pas suffisamment aux malades la bonne qualité des remèdes, attendu que le pharmacien n'a jamais un intérêt direct à la guérison. Mais cette loi, indispensable pour l'ancienne école, est inutile pour l'homœopathie, vu que la nature même des préparations homœopathiques exige qu'elles soient faites par le médecin lui-même. En effet, puisque l'analyse chimique, la couleur, l'odeur et le goût, ne peuvent en aucun cas donner un indice certain sur la bonne qualité de ces préparations, le médecin pourrait-il avoir confiance en un autre que lui? L'imprudence, l'ignorance, l'animosité secrète ou même la simple méprise d'un préparateur ne pourrait-elle pas ruiner sa réputation et compromettre la vie des malades? Il est d'autant plus facile au médecin de faire toutes les préparations homœopathiques à l'avance, qu'il lui suffit d'une très petite quantité de la substance primitive pour obtenir tous les remèdes dont il a besoin pendant le cours de sa vie. De là l'avantage immense qu'il peut se servir toujours d'une seule et même préparation pour chaque médicament, préparation dont l'expérience lui fait connaître de plus en plus les effets sur les différents organes, jusque dans leurs moindres nuances.

C'est encore un avantage que le médecin puisse, à raison des petites doses employées par l'homœopathie, faire usage d'une pharmacie portative, car il est des cas où l'instantanéité et la rapidité de la maladie, comme dans l'apoplexie ou le croup, exigeant un secours immédiat, rendent tout délai dangereux, et ne permettent pas de passer le temps à préparer le remède avec tous les soins qu'il exige.

C'est pour m'être conformé aux exigences impérieuses de la doctrine homœopathique que l'on m'impute à délit d'avoir préparé et distribué des médicaments, en m'opposant la loi du 21 germinal an xi, qui, suivant l'interprétation qu'on lui donne, accorde aux pharmaciens le privilége exclusif de débiter au poids médicinal les compositions pharmaceutiques et médicamenteuses.

Pour détruire l'accusation portée contre moi, je montrerai que la nécessité et la conscience m'ont obligé d'agir comme je l'ai fait; ensuite que mes actes ne sont ni contre l'esprit ni contre le texte de la loi.

D'abord, messieurs, et vous le reconnaîtrez avec moi, le médecin est pleinement libre dans le choix de ses doctrines. J'exerce l'homœopathie, parce que c'est pour moi la seule science médicale qui repose sur des principes vrais et justifiés par l'expérience ; j'ai donc dû, par conscience, remplir toutes les conditions qu'elle demande pour être exercée avec succès ; j'ai dû, en un mot, préparer mes remèdes moi-même, et ne point recourir à l'aide d'un pharmacien , puisque les vrais principes de mon art s'y opposent.

De plus, en recevant le grade de docteur, tout médecin fait serment de ne jamais agir contre sa conviction, et de ne prescrire, dans aucun cas, quelque chose qui pourrait nuire au malade. Or, les officines publiques ne présentant point au médecin homœopathe les garanties nécessaires, je n'aurais pu sans violer mon serment leur confier la préparation des remèdes que j'emploie.

Il y a plusieurs raisons pour lesquelles l'homœopathie ne peut avoir confiance dans les pharmaciens ordinaires, non plus que dans les pharmaciens homœopathiques :

1° Ceux qui les dirigent ne possèdent point les connaissances nécessaires pour les préparations homœopathiques, puisque l'école ne les exige pas d'eux à leur réception. J'ai adressé moi-même, dans un seul jour, les ordonnances jointes aux pièces du procès à divers pharmaciens de Paris, et toutes m'ont été renvoyées sans être exécutées.

2° Les pharmaciens ordinaires, habitués à des préparations où il entre beaucoup de matière, où il n'est pas besoin d'une exactitude rigoureuse, ne sauraient se convaincre intimement de la précision, de l'attention, des soins minutieux et délicats que demandent les préparations homœopathiques, ni les faire de la manière convenable; d'autant plus qu'ils regardent la science nouvelle comme une chimère, et ses médicaments comme dépourvus de toute vertu curative.

3° Les propriétés des remèdes homœopathiques pouvant être changées ou détruites par le contact des odeurs fortes, ils ne peuvent se trouver placés dans la même pharmacie que les remèdes ordinaires. Le pharmacien d'ailleurs ne remédierait pas à cet inconvénient en leur destinant un local spécial; car ses employés maniant ordinairement des substances très odorantes, telles que le musc ou le camphre, devraient y entrer avec des vêtements imprégnés d'odeurs, à moins qu'ils ne changeassent de linge chaque fois, et qu'ils ne prissent soin de se nettoyer, ce qui serait tout-à-fait impraticable.

4° Puisque l'homœopathie n'emploie que des remèdes faciles à préparer et d'aucune valeur intrinsèque sur lesquels il n'y a point à bénéficier ; qu'ainsi elle rend inutiles les pharmaciens, qui deviennent dès lors intéressés par état à sa ruine, il est clair qu'elle ne peut ni ne doit leur confier la préparation de ces médicaments.

Pour ce qui regarde spécialement les pharmaciens, improprement nommés homœopathiques, je ferai remarquer qu'ils ne préparent pas les médicaments eux-mèmes, qu'ils les font venir de différentes pharmacies d'Allemagne qui leur sont tout-à-fait inconnues, et que n'ayant point la certitude de leur bonne préparation, ils ne peuvent consciencieusement les livrer au public ; qu'en outre, ils n'ont pas tous les médicaments dont on a besoin ;- qu'ils ne possèdent que ceux dont les propriétés sont déjà connues depuis dix ans.

Quant à leur instruction, ils sont absolument dans la catégorie des autres pharmaciens ; ils n'ont fait aucune étude spéciale, subi au-

cun examen sur les connaissances nécessaires
pour les préparations qu'ils s'arrogent le droit
de faire, et ils ne présentent aucune garantie
légale ni au malade ni au médecin. D'ailleurs
puisqu'il existe un Codex où se trouvent
prescrits tous les remèdes que les pharmaciens doivent tenir, ainsi que leur mode de
préparation, et qu'ils ne peuvent sans délit
s'écarter des règles de ce Codex, dans lequel
ne se trouvent point les médicaments homœopathiques, les pharmaciens en France n'ont
pas plus le droit que les médecins, de préparer d'avance les compositions homœopathiques. Dès lors, le médecin homœopathe ne
saurait recourir à leur ministère ; car ces préparations exigeant un intervalle de plusieurs
jours, le malade pourrait n'en avoir plus besoin lorsqu'elles seraient finies. Malgré cela,
si l'on voulait l'y contraindre, ce serait forcer
le pharmacien de s'éloigner des prescriptions
du Codex, par conséquent, de commettre un
délit. Je pourrais encore démontrer ici qu'on
ne peut pas même établir légalement de véritables pharmacies homœopathiques ; cela résulte de la nature de ces médicaments, parce
que toutes les dilutions échappent aux réac-

tifs de la chimie ; de l'impossibilité où serait le gouvernement d'exercer aucune surveillance, et de l'absence de garantie pour le public et pour le médecin. Cette vérité jaillit encore avec évidence du rapport de MM. les experts commis par le tribunal de première instance, puisque sur trois cents médicaments, parmi lesquels ils ont choisi les plus faciles à analyser, c'est à peine s'ils ont pu reconnaître dans trois seulement quelques atomes de substance médicinale ; et encore les dilutions analysées se trouvent-elles parmi les premières.

Ce rapport trouve ici naturellement sa place ; nous allons donc l'examiner avec quelques détails.

1° MM. les experts ont seulement analysé les liquides qui nous servent à faire nos compositions et nos préparations médicinales, et nullement les remèdes que nous distribuons effectivement à nos malades. Or, ce sont précisément ces derniers sur lesquels aurait dû porter l'examen, puisqu'en admettant qu'il puisse y avoir délit, les médicaments distribués peuvent seuls en former la matière ; donc si l'on veut établir d'une manière rationnelle la contravention dont on m'accuse, il faut qu'ils soient soumis préalablement à l'analyse ; si l'on y découvre autre chose que du sucre, alors ils ne sont point prohibés, et la distribution peut en être faite par le médecin ; car la substance qui sera pour nous un médicament efficace ne sera et ne peut être que du sucre pour la loi et pour les pharmaciens. Par ces raisons le procès intenté se décidant de lui-même, je demande que l'on fasse l'analyse de la pharmacie portative que l'on m'a confisquée, et dans laquelle sont contenus tous les médicaments dont se servent les homœopathes, et le réactif le plus sensible et le plus puissant n'y trouvera certainement rien que du sucre. Par le rapport de MM. les experts, on ne saurait donc rien conclure contre moi.

2° Je m'étonne, messieurs, que les hommes les plus distingués de la science, nommés pour ainsi dire pour juger une nouvelle doctrine, ignorent absolument les premières règles des préparations homœopathiques. On peut s'en convaincre par l'explication qu'ils ont donnée sur chaque médicament. Afin d'abréger, nous citerons le passage suivant :

« Nos recherches pour reconnaître dans les
» véhicules renfermés dans le carton , portant
» l'étiquette *arsenicum album*, disent-ils, ne
» nous ont pas permis de déceler la présence
» de ce produit. Ce fait s'explique par la rai-
» son que la première dilution se compose
» d'une goutte de solution préparée avec de
» l'arsenic blanc en grains, eau 6 gros (ou
» 5o2 grains), alcool 6 gros, en mettant en-
» suite une goutte de cette solution dans un
» mélange d'eau et d'alcool pour faire 1,ooo
» gouttes , et mettant 1o gouttes de ce mé-
» lange pour 9o gouttes d'alcool. »

Je ne crois pas, je l'avoue, qu'il existe sur
la terre un homœopathe qui ait préparé ou
voulu préparer un médicament de cette manière ; et si les premiers professeurs de l'école
de pharmacie comprennent ainsi l'homœopathie et enseignent de préparer les médicaments de cette manière , que doit-on attendre
de leurs adeptes! A coup sûr si un médecin
homœopathe avait le malheur d'être obligé
de se servir de pareilles préparations, il ne
guérirait jamais.

3o Je m'étonne encore qu'étant simplement
chargés d'analyser mes médicaments et de

dire s'ils avaient trouvé ou non des substances médicinales dans leur composition, je m'étonne que lorsque l'analyse ne leur fournissait aucune indice, ils aient déclaré néanmoins que les liquides analysés étaient bien les remèdes supposés; et que s'ils n'y trouvaient rien, c'était qu'ils contenaient de trop petites quantités de substances médicamenteuses pour déceler la présence de ce produit. Sur tous les liquides qu'ils ont choisis comme étant les plus propres à l'analyse, trois seulement ont présenté quelque trouble après avoir été soumis aux réactifs; ces messieurs ont pris ce trouble léger pour une marque certaine de la présence des atomes dans les médicaments indiqués; et comme ils n'ont pu reconnaître dans tous les autres aucun trouble ou la présence d'aucun atome, ils ont déclaré que dans l'homœopathie cela s'expliquait, et que ces liquides étaient néanmoins les remèdes qu'annonçait l'étiquette des flacons. On a droit d'être surpris d'une semblable manière de procéder; et on peut dire avec justice qu'elle laisse à désirer sous beaucoup de rapports.

Toutefois, messieurs, les experts ne se sont pas bornés là; ils déclarent qu'ayant terminé

leurs recherches , ils ont cru devoir s'informer
s'il y avait à Paris des pharmacies où l'on
pourrait se procurer tous les médicaments
ordonnés par les médecins homœopathes, et
ils ont dit qu'il en existait. Comme nous avons
déjà combattu par de solides raisons les pré-
tentions sans fondement de ces pharmacies
appelées homœopathiques, nous ne revien-
drons pas sur ce point. Seulement nous demanderons dans quelle intention ont été faites
ces démarches dont messieurs les experts
n'étaient pas chargés? Ne pourrait-on pas dire
sans témérité qu'ils ont pris en dehors de leurs
attributions un soin qui ne les concernait
pas, afin d'amener plus sûrement ma con-
damnation? Pourquoi encore avoir analysé,
comme ils l'ont fait, d'autres médicaments homœopathiques que les miens, pourquoi dé-
clarer que ces médicaments étaient en général
limpides, et ne présentaient pas de flocons
provenant de substances étrangères ; flocons
que nous avons remarqués, disent-ils, dans les
préparations du docteur Wiesecké. Est il bien
étonnant, messieurs, que sur quatre mille
flacons il s'en soit trouvé un qui ne fût plus
limpide ? car messieurs les experts n'en ont

trouvé qu'un seul. N'est-il même pas très admissible que, n'ayant pas été ouvert avec assez de précaution, il s'y soit introduit quelques corpuscules étrangers? Mais remarquez qu'ils déclarent que les médicaments homœopathiques pris chez les pharmaciens étaient *en général* limpides, ce qui signifie évidemment qu'ils ne l'étaient pas tous, et conséquemment que toutes les peines prises par ces messieurs ne remplissent nullement l'intention où ils semblent avoir été de discréditer mes médicaments.

En embrassant par un regard rapide de l'esprit l'ensemble de ce rapport, on voit que l'homœopathie rencontre des dispositions hostiles, jusque dans les hommes les plus éminents du camp formé par les adeptes de l'allopathie; que ces hommes, qui se laissent influencer par des préventions fâcheuses, n'ont point approfondi une science qu'ils ont intérêt de traiter avec dédain; et que par conséquent ils sont incompétents pour juger de sa valeur et de sa portée.

Par les différents motifs qui ressortent de tout ce que nous avons dit, je conclurai, messieurs, qu'il y a nécessité absolue et incontestable de laisser au médecin homœopathe la libre préparation de ses médicaments, c'est-à-dire le libre exercice de son art, qui y est intimement lié , et je crois avoir suffisamment prouvé et établi que ma conduite n'a été que l'expression de la nécessité, de mon devoir et de mon droit, ce qui constitue le premier point de ma défense.

J'entrerai maintenant, messieurs, dans le développement de la seconde partie, et je montrerai que je n'ai agi, ni contre l'esprit ni contre le texte de la loi, et de plus que l'un et l'autre me sont favorables. En lisant attentivement l'exposé des motifs sur lesquels sont appuyées les dispositions de la loi du 21 germinal an xi, on voit que le législateur n'a chargé spécialement les pharmaciens de la préparation des médicaments, que parce qu'il est impossible aux médecins de l'ancienne école de faire eux-mêmes ces préparations ; car elles exigent un travail manuel pénible , elles ont besoin d'être renouvelées souvent, et elles ne peuvent être faites par grande provision et pour long-temps ; de plus ces remèdes ont une valeur réelle qui exige qu'ils soient vendus et débités au poids ; or, de pareils

soins donneraient au médecin un caractère
mercantile, et incompatible avec la profession
libérale qu'il exerce. On peut, d'un autre
côté, se convaincre par la lecture de ce même
exposé, que c'est pour surveiller plus sûrement la santé publique, en réprimant les
abus, et prévenant les accidents fâcheux auxquels peut donner lieu l'emploi des fortes
doses, que la loi a conféré aux pharmaciens
le privilége de faire seuls les préparations médicamenteuses, en exigeant d'eux les garanties morales et scientifiques nécessaires. D'a-
près cela, messieurs, l'intention évidente du
législateur, par les dispositions de la loi du
21 germinal an xi, a donc été de rendre l'exercice de la médecine plus sûr pour le public,
et en même temps plus facile pour le médecin ; à cet égard, il serait impossible de se
méprendre. N'oublions pas de remarquer,
messieurs, que dans la discussion de cette
loi, l'orateur du tribunat exprime formellement le désir que le médecin pût embrasser à
la fois et cultiver toutes les branches de l'art
de guérir, en rappelant avec regret les temps
heureux où il en était ainsi. Aujourd'hui que
le médecin homœopathe vient vous dire qu'il

ne peut exercer son art avec sûreté et succès qu'en préparant lui-même ses médicaments, lesquels, du reste, n'ayant point de valeur réelle, ne peuvent être vendus, et n'offrent aucun des inconvénients qu'a voulu écarter le législateur, comment pourriez-vous penser que le médecin va contre l'intention de la loi, lorsqu'au contraire il entre dans le désir formel de la loi, qui voudrait, pour l'intérêt de la santé des citoyens qu'elle protége, que le malade pût recevoir de la même main et la prescription et le remède qui doivent le guérir ; car on ne peut nier que cette unité dans l'art médical ne produisît le plus heureux résultat. Il faut d'ailleurs considérer, messieurs, que les médecins homœopathes possèdent tout ce qu'il faut pour préparer leurs remèdes convenablement et sans danger pour le public ; qu'ils présentent au gouvernement toutes les garanties nécessaires, et que leur instruction, leur caractère, leur position sociale, leur intérêt personnel même, sont des titres de confiance plus que suffisants. Il résulte de ces considérations que ce serait violer les intentions du législateur, et même les principes de l'équité naturelle, que d'obliger

les médecins homœopathes de recourir à l'aide
des pharmaciens, car ce serait les mettre dans
l'impossibilité absolue d'exercer la science utile
à laquelle ils se livrent. Aussi, *la Cour royale de
Dijon*, *par un arrêt du 4 avril* 1835, *a-t-elle
renvoyé de la plainte* dirigée contre lui par
les pharmaciens de cette ville, M. Lacave-La-
plaigne, médecin de la nouvelle école. Ainsi,
en consultant l'esprit de la loi, l'accusation
dirigée contre moi ne saurait évidemment être
soutenue. Elle ne saurait l'être non plus d'après
les termes des dispositions légales que l'on
m'oppose, et que je vais rapporter.

Ces dispositions sont les articles 36 et 27
de la loi du 21 germinal an xi, et le décret du
29 pluviose an xiii, articles et décret ainsi
conçus :

Art. 36. « Tout débit au poids médicinal,
» toute distribution de drogues et prépara-
» tions médicamenteuses, sur théâtre ou éta-
» lages, dans les places publiques, foires ou
» marchés ; toute annonce imprimée qui in-
» diquerait des remèdes secrets, sous quelque
» dénomination qu'ils soient présentés, sont
» sévèrement prohibés. »

Art. 27. « Les officiers de santé établis dans

» les bourgs, villages ou communes où il n'y au-
» rait pas de pharmaciens ayant officine ouverte,
» pourront fournir des médicaments simples
» ou composés aux personnes près desquelles
» ils seront appelés, mais sans avoir le droit
» de tenir officine ouverte. »

Décret de pluviose : « Ceux qui contrevien-
» dront aux dispositions de l'article 36 de la
» loi du 21 germinal an xi relative à la police
» de la pharmacie ; seront poursuivis par me-
» sure de police correctionnelle, et punis
» d'une amende de 25 à 600 fr., et en outre,
» en cas de récidive, d'une détention de trois
» jours au moins et dix jours au plus. »

La Cour de cassation, dans un arrêt du
2 mars 1832, affaire Aldus, a interprété les
deux articles précités dans le sens que les
pharmaciens seuls ont le droit de vendre au
poids médicinal les compositions et préparations pharmaceutiques et médicamenteuses ;
d'autres tribunaux ont jugé de la même manière. Quoique je ne partage pas cette opinion, je m'y soumets cependant.

Cela posé, de quoi m'accuse t-on ? D'avoir
préparé et vendu des médicaments au poids
médicinal. Préparé des médicaments ? Mais

tout le monde a le droit d'en préparer ; c'est chose qu'aucune loi ne défend et ne peut défendre à personne ; car autrement, on pourrait vous poursuivre vous-mêmes, messieurs, pour avoir fait préparer chez vous des tisanes de camomille, de chiendent, ou des sinapismes, etc. Vendu des médicaments ? Mais je n'en ai vendu aucuns ; tous ceux que j'ai prescrits à mes malades, je les ai distribués gratuitement. Vendu au poids médicinal ? Mais les médicaments homœopathiques s'administrent en si petites doses, qu'ils ne peuvent être pesés par aucun poids. En outre, pour constituer un délit, l'intention est nécessaire (*Cour royale de Paris*, *arrêt du* 10 *juillet* 1829), et la distribution gratuite exclut de ma part toute intention répréhensible (*même Cour, arrêt du* 14 *mars* 1832). Les articles et le décret ci-dessus ne peuvent donc m'être opposés. De plus l'article 27 est favorable à ma cause ; car si je ne puis trouver chez les pharmaciens des médicaments homœopathiques avec les qualités et les garanties convenables, je suis absolument dans le même cas que les officiers de santé qui exercent dans les lieux où il n'y a pas de pharmaciens ayant officine ouverte.

Par tout ce que je viens de dire, je crois avoir prouvé que ma conduite n'a rien de blâmable et d'illégal, mais qu'elle a été telle que me l'imposaient mon devoir et ma conscience; et je demande non seulement d'être mis hors de cause, mais encore que le tribunal déclare formellement que les médecins homœopathes ont le droit de préparer eux-mêmes et de distribuer leurs médicaments. Quel peut être d'ailleurs, messieurs, le motif pour lequel ils réclament ce droit avec tant d'instance, si ce n'est celui d'avoir l'entière certitude de la bonté et de l'efficacité de leurs remèdes? On ne les accusera pas certes d'avoir à cet égard des vues d'intérêt, puisqu'ils refusent de profiter d'un bénéfice assuré et assez considérable, je veux dire la moitié des recettes que chaque médecin reçoit ordinairement des pharmaciens sur ses ordonnances.

Il ne s'agit pas seulement ici, messieurs, de l'avenir de l'homœopathie, dont on ne peut contester l'extrême importance, et du sort des hommes honorables qui l'exercent, mais encore de l'intérêt public, et surtout de l'intérêt des classes malheureuses de la société; car les médicaments homœopathiques n'ayant aucune valeur pécuniaire, les médecins de la nouvelle école les distribuent *gratuitement*, et par-là délivrent le peuple d'un impôt que les maladies rendent très lourd, et qui fait que souvent le pauvre meurt sans le secours de la médecine.

Si la demande que je fais en faveur de tous les médecins homœopathes était repoussée, la nécessité où se trouverait alors le public d'acheter à grand prix ce qui peut lui être fourni sans frais, prouverait que les malades sont faits pour les pharmaciens, et non les pharmaciens pour les malades.

Je terminerai, messieurs, par quelques considérations générales sur la cause qui vous est soumise. Je dis d'abord que le législateur n'a pas pu comprendre l'homœopathie dans les termes de la loi du 21 germinal an xi, puisque cette doctrine n'existait pas encore ; en second lieu, qu'il ne l'a pas voulu. Supposons, en effet, messieurs, qu'à l'époque où cette loi a été portée les principes de la doctrine nouvelle qui comparaît aujourd'hui devant vous eussent été découverts, pensez vous, en consultant avec conscience les vues du législateur, qu'il eût imposé à l'homœopathie les liens dont on veut l'enchaîner, et qu'il lui eût refusé cette pleine liberté qu'on prétend lui ravir en invoquant son nom?... Non, vous ne le croyez pas, car le médecin homœopathe est le médecin tel que le désire le législateur ; c'est celui qui embrasse toutes les connaissances de l'art de guérir. Or, messieurs, vous êtes par devoir les interprètes-fidèles, jurés, de la loi, et ce devoir sacré vous le remplirez avec conscience.

Maintenant en m'appuyant sur l'ensemble des raisons qui précèdent, je crois être en droit d'énoncer devant votre tribunal que la loi de l'an xi qui régit la pharmacie, et qui toutefois ne m'atteint pas, a besoin d'être changée, ou du moins considérablement modifiée ; car un nouvel art de guérir a paru sur la scène du monde médical, et il faut que les institutions et les lois suivent le progrès de l'humanité, dont la destinée est de changer toujours en devenant meilleure. Ces modifications, exigées par la nouvelle science, nous les réclamons de la justice du pays, nous qui sommes convaincus de l'utilité et de l'éminence de ces doctrines, qui connaissons sa fécondité et sa puissance, qui avons vu ses bienfaits, nous tous qui avons passé nos veilles à découvrir les véritables règles de notre art, et qui avons à cœur le bien de l'humanité.

En attendant que le pays écoute notre voix, c'est un verdict d'acquittement, messieurs, que l'homœopathie réclame en mon nom de votre tribunal, c'est un arrêt favorable qui lui permette de parcourir la carrière où elle est si glorieusement entrée. Ce ne sera pas dans le pays de France, si vanté et si justement célèbre par son amour pour la liberté, que la nouvelle doctrine trouvera des entraves, lorsque déjà elle a gagné sa cause devant tous les tribunaux de l'Europe. La France rougirait d'être la moins libérale et la plus arriérée des nations. C'est vous, messieurs, qui allez en ce moment devenir son organe. C'est votre voix que le pays va emprunter pour se faire entendre, et, fidèles à vos devoirs sacrés, vous prononcerez l'arrêt par lequel la conscience publique nous a déjà absous.

FIN.

TABLE DES MATIÈRES.

www.ingramcontent.com/pod-product-compliance
Ingram Content Group UK Ltd.
Pitfield, Milton Keynes, MK11 3LW, UK
UKHW020014100726
13658UKWH00002B/958